THÈSE

POUR

LE DOCTORAT EN MÉDECINE,

Présentée et soutenue le 4 juillet 1866,

Par SYLVAIN-ADOLPHE BOUYER,

né à Saint-Aignan de Versillac (Creuse),

Médaille de bronze des Hôpitaux (1864),

DE L'INSUFFISANCE DE LA VALVULE TRICUSPIDE.

Le Candidat répondra aux questions qui lui seront faites sur les diverses parties
de l'enseignement médical.

PARIS

A. PARENT, IMPRIMEUR DE LA FACULTÉ DE MÉDECINE
31, Rue Monsieur-le-Prince, 31.

1866

FACULTÉ DE MÉDECINE DE PARIS.

Doyen, M. WURTZ.

Professeurs.   MM.

Anatomie.	JARJAVAY.
Physiologie.	LONGET.
Physique médicale.	GAVARRET.
Chimie organique et chimie minérale.	WURTZ.
Histoire naturelle médicale.	BAILLON.
Pathologie et thérapeutique générales.	ANDRAL.
Pathologie médicale.	BÉHIER. MONNERET.
Pathologie chirurgicale.	GOSSELIN. RICHET.
Anatomie pathologique.	CRUVEILHIER.
Histologie.	ROBIN.
Opérations et appareils.	DENONVILLIERS.
Pharmacologie.	REGNAULD.
Thérapeutique et matière médicale.	TROUSSEAU.
Hygiène.	BOUCHARDAT.
Médecine légale.	TARDIEU.
Accouchements, maladies des femmes en couches et des enfants nouveau-nés	PAJOT.
Clinique médicale.	BOUILLAUD. PIORRY. GRISOLLE. N. GUILLOT.
Clinique chirurgicale.	VELPEAU. LAUGIER. NÉLATON. JOBERT DE LAMBALLE.
Clinique d'accouchements. —	DEPAUL.

Doyen hon., M. le Baron PAUL DUBOIS. — *Prof. hon.*, MM. CLOQUET et ROSTAN.

Agrégés en exercice.

MM. BUCQUOY.	MM. HOUEL.	MM. LORAIN.	MM. RACLE.
CHARCOT.	JACCOUD.	LUTZ.	RAYNAUD.
DESPLATS.	JOULIN.	NAQURT.	SÉE.
DE SEYNES.	LABBÉ (Léon).	PANAS.	TARNIER.
DOLBEAU.	LABOULBÈNE.	PARROT.	VULPIAN.
FOURNIER.	LIÉGEOIS.	POTAIN.	
GUYON.	LEFORT.		

Agrégés libres chargés de cours complémentaires.

Cours clinique des maladies de la peau.	MM. HARDY.
— des maladies des enfants.	ROGER.
— des maladies mentales et nerveuses.	LASÈGUE.
— de l ophthalmologie.	FOUCHER.

Chef des travaux anatomiques, M. SAPPEY, agrégé hors cadre.

Examinateurs de la thèse.

MM. TARDIEU, *président;* BOUILLAUD, RACLE, GUYON.

M. FORGET, *Secrétaire.*

A MON PÈRE, A MA MÈRE

A MON FRÈRE

A MES PARENTS

A MES AMIS.

———

A LA MÉMOIRE DE MON PREMIER MAITRE

M. LE Dᴿ CHARLES MONTAUDON,

Chevalier de la Légion d'Honneur,
Président de l'Association des médecins de la Creuze.

A mes maîtres dans les hôpitaux.

A M. LE DR LAUGIER

Professeur de Pathologie externe à la Faculté de Médecine de Paris,
Chirurgien de l'Hôtel-Dieu,
Membre de l'Académie impériale de Médecine,
Officier de la Légion d'Honneur, etc.

A M. LE DR CHARCOT

Agrégé de la Faculté de Médecine de Paris,
Médecin de l'hospice de la Vieillesse (Femmes),
Chevalier de la Légion d'Honneur,

(Externat de 1862).

A M. LE DR AXENFELD

Agrégé de la Faculté de Médecine de Paris,
Médecin de l'hôpital Saint-Antoine.

(Externat de .863).

A M. LE DR LORAIN

Agrégé de la Faculté de médecine de Paris,
Médecin de l'hôpital Saint-Antoine,
Médecin-expert près le tribunal de la Seine, etc.

(Externat de 1884).

A M. LE DR A. TARDIEU

Membre de l'Académie impériale de Médecine,
Professeur de médecine légale à la Faculté de médecine de Paris,
Médecin de l'hôpital Lariboisière,
Officier de la Légion d'Honneur, etc., etc.
Président de ma thèse.

DE L'INSUFFISANCE

DE LA

VALVULE TRICUSPIDE

§ I.

Les auteurs du *Compendium de Médecine* définissent ainsi l'insuffisance valvulaire dans les maladies du cœur :

« Il y a insuffisance lorsque l'orifice, ayant conservé sa grandeur normale ou étant agrandi, les valvules malades ou non ne font qu'incomplétement leur office de soupapes, de telle sorte qu'à chaque systole de la cavité qu'elles doivent fermer, une certaine quantité de sang reflue dans la cavité précédente. »

Nous croyons devoir adopter cette définition pour l'insuffisance tricuspide, qui fait le sujet de notre travail. Elle a, en effet, assez de clarté et de précision pour nous dispenser d'en chercher une autre, elle a de plus le mérite de s'appliquer aux différentes espèces d'insuffisance tricuspide que nous consignons dans notre thèse.

L'insuffisance tricuspide est loin d'être une maladie fréquente. Nous n'avons pu réunir qu'un nombre relativement petit d'observations qui aient trait à ce sujet. Est-ce à dire cependant que nous ayons enregistré toutes les observations qui se trouvent disséminées dans les auteurs ou dans les recueils de médecine ? Nous ne pouvions avoir en cette prétention. D'abord, ce travail aurait été au-dessus de nos forces, et il aurait fallu pour cela un temps plus long que celui dont nous pouvions disposer ; en second lieu, les observations, faites en Angleterre ou en Allemagne, auraient toujours échappé à nos recherches, à cause de notre ignorance en fait de langue anglaise ou allemande.

Quoi qu'il en soit, nous pouvons dire avec assurance que l'insuffisance tricuspide est très-rare relativement aux maladies semblables, qui atteignent les valvules mitrales ou aortiques. Rarement, en effet, on voit l'inflammation se développer sur la valvule tricuspide ; or, l'on sait que l'inflammation valvulaire amène le plus souvent le rétrécissement, et par la même occasion l'insuffisance de la valvule ; donc, de ce côté, il n'y a pas égalité. Il est vrai qu'il y a d'autres causes qui déterminent souvent l'insuffisance tricuspide, ce sont les maladies chroniques et même aiguës du poumon. Mais cette cause, indiquée dans les auteurs, était comme noyée au milieu d'autres considérations bien plus importantes sur les maladies du cœur gauche ; elle n'était placée là que par manière d'acquis. D'ailleurs, on ne donnait pas de signes à peu près certains de la maladie qu'elle pouvait produire, et on se dispensait d'y insister davantage. Il faut arriver jusqu'à ces derniers temps, au travail de M. Parrot (1), inséré dans les *Archives générales de médecine*, et à la thèse de M. Gouraud (2), pour voir mise en relief cette cause pathogénique de l'insuffisance tricuspide. Nous devons à M. Parrot la plupart des idées que nous émettons sur ce point de pathologie, et nous sommes heureux de lui en témoigner ici notre gratitude.

§ II.

Il y a un assez grand nombre de causes qui déterminent l'insuf-

---

(1) *Étude sur un bruit de souffle cardiaque symptomatique de l'asystolie* (*Archives gén. de méd.*, avril 1865 et seq.)

(2) *De l'Influence pathogénique des maladies pulmonaires sur le cœur droit*, thèse de 1865.

fisance valvulaire. M. Grisolle les résume ainsi à la page 305 de son *Traité de pathologie interne*.

« Les causes les plus fréquentes des insuffisances valvulaires sont : les transformations osseuses, cartilagineuses, crétacées de ces soupapes, qui ont pour effet de les déformer, de les rétracter et surtout de les rendre à peu près immobiles ; leur adhérence contre nature, soit entre elles, soit avec la paroi correspondante de l'endocarde ; 3° leur rupture, leur perforation, leur atrophie ; 4° les végétations, les concrétions fibrineuses et les vrais polypes, qui, en s'engageant entre les orifices, empêchent la coaptation des bords opposés des valvules ; 5° la dilatation considérable de l'orifice, de telle sorte que les valvules qui ont conservé leur longueur primitive ne peuvent plus le fermer. »

Il ajoute ensuite : « Les causes spéciales qui peuvent produire une insuffisance des valvules tricuspides ou mitrales, sont la rupture d'un des tendons ou des piliers charnus destinés à mouvoir et à tendre la valvule. »

Toutes ces causes ont deux modes d'action bien distincts : ou bien leur action a lieu sur place, directement sur la valvule, ou bien elles agissent en élargissant l'orifice, et comme la valvule qui est chargée d'obturer cet orifice ne peut croître en proportion, elle devient insuffisante. De là la distinction de l'insuffisance valvulaire en primitive et en secondaire.

Mais, comme toute cette pathogénie peut parfaitement s'appliquer à l'insuffisance tricuspide, nous distinguerons aussi l'insuffisance tricuspide en *primitive* et en *secondaire*.

Il est une autre cause d'insuffisance tricuspide que M. Grisolle ne cite pas. A la vérité, elle est excessivement rare, et l'on pourrait se dispenser d'en faire mention, d'autant plus qu'on la rencontre avec d'autres lésions du cœur qui passent avant elle. C'est l'insuffisance tricuspide que l'on rencontre dans les cas de communications du cœur droit avec le cœur gauche. On pourrait l'appeler insuffisance tricuspide *congénitale*.

§ III.

" D'après l'examen des causes énumérées ci-dessus, il est facile de s'apercevoir que dans certains cas les valvules seront altérées, et que dans d'autres cas elles ne le seront pas. Ainsi, par exemple, une insuffisance secondaire n'entraînera presque jamais avec elle une altération de structure de la valvule, de même qu'un polype qui s'engage entre ses valves et qui en détermine l'insuffisance n'arrivera jamais à en changer l'état des éléments anatomiques.

Mais qu'une inflammation se développe sur la valvule, immédiatement on verra survenir des changements de conformation intérieure et extérieure, visibles à l'œil nu. Peut-on dire également que la valvule est saine lorsqu'un effort ou une quinte de toux a déterminé la rupture d'un de ses tendons ou de ses piliers charnus ?

Avant de nous engager dans l'étude des altérations de structure ou de forme qui se rencontrent dans l'insuffisance tricuspide, nous allons commencer par quelques considérations d'anatomie et de physiologie normale concernant cette valvule.

La valvule tricuspide ou triglochyne est ainsi nommée, parce que son bord libre ou festonné est découpé en trois segments principaux. Par son bord adhérent, elle est fixée à un cercle fibreux qui forme l'orifice auriculo-ventriculaire droit. Or, cet orifice est elliptique et a son grand diamètre dirigé dans le sens antéro-postérieur; il résulte de cette disposition anatomique que, si cet orifice vient à être dilaté par suite d'une hypertrophie excentrique du ventricule droit, le cercle fibreux tendra à prendre une forme circulaire; dans ce cas alors, les valvules ne rempliront qu'incomplétement leur office, et il y aura déjà insuffisance.

Cet orifice a une grandeur variable suivant les individus, le sexe, les âges; aussi ne peut-on pas prendre cette grandeur comme le signe anatomique de l'insuffisance. MM. Bouillaud et Bizot, dans leurs recherches sur le cœur (1), donnent la moyenne de la grandeur de l'orifice auriculo-ventriculaire droit aux différents âges et suivant le sexe. Mais ces mesures, comme toutes les moyennes, ne peuvent s'appliquer à tous les cas que l'on rencontre. Il y a des orifices plus grands les uns que les autres, et pour affirmer qu'un orifice est dilaté, il faut d'abord qu'il y ait un assez grand écart avec la moyenne donnée par MM. Bouillaud et Bizot, et que de plus on note l'insuffisance de la valvule.

A la face inférieure ou ventriculaire de la valvule tricuspide viennent se fixer un très-grand nombre de cordes tendineuses qui sont disposées de telle façon, qu'en attirant en bas cette valvule, par leurs piliers charnus, elles la tendent en même temps. Si un de ces piliers charnus, ou plusieurs de ces cordes tendineuses viennent à se rompre, la valvule, n'étant plus bridée qu'incomplétement, sera refoulée dans l'oreillette au moment de la systole ventriculaire.

La base du cœur et les orifices ventriculo-artériels correspondent à un point voisin du bord supérieur de la troisième côte à la réunion des cartilages et du sternum ; le ventricule droit est en partie situé sous le sternum. Ce sera donc sur le bord gauche du sternum, au-dessous du troisième cartilage costal, qu'il faudra chercher le bruit de souffle dans les cas d'insuffisance tricuspide.

A chaque systole des ventricules, les valvules tricuspides et mitrales sont chargées d'obturer les orifices ventriculo-artériels correspondants. Elles se redressent sous l'influence de l'ondée sanguine poussée par la contraction ventriculaire, et elles affrontent exactement leurs bords opposés, de telle sorte que le sang ne peut plus refluer dans les oreillettes. Mais, sous ce rapport, elles sont moins bien disposées que les valvules aortiques et pulmonaires, car celles-ci se recouvrent les unes les autres et se prêtent un mutuel soutien,

---

(1) *Recherches sur le cœur et sur le système artériel* (*Mémoires de la Société médicale d'observation*, t. I; Paris, 1837).

tandis que les premières ne se touchent que par leurs bords ; et la plus légère cause, un simple dépôt fibrineux sur leurs bords suffit pour déterminer un hiatus par où le sang est refoulé dans l'oreillette ; à plus forte raison, si c'est un polype.

Le redressement des valvules tricuspides et mitrales, par la contraction ventriculaire, donne le premier bruit du cœur, et ce bruit est isochrone avec le pouls artériel.

Ces préliminaires posés, nous sommes maintenant en mesure d'aborder la pathogénie de l'insuffisance tricuspide.

§ IV.

« L'endocardite est une des causes les plus fréquentes des maladies du cœur. C'est cette maladie qui, en se prolongeant, laisse ordinairement à sa suite ces lésions dites organiques auxquelles les individus finissent par succomber : épaississement, induration, adhérences, végétation des valvules avec déformations, *insuffisance de ces soupapes organisées*, rétrécissement des orifices, dilatation des cavités du cœur, hypertrophie de la substance musculaire, etc. » (1).

M. Andral dit, dans sa *Clinique médicale* (2) : « Si cette dernière phlegmasie (l'endocardite) passe à l'état chronique, la membrane qui en est le siége s'épaissit de plus en plus, là surtout où elle se double pour constituer les valvules des différents orifices du cœur ; car c'est une sorte de loi en pathologie, que le pourtour des orifices de communication des diverses cavités du corps est frappé par les irritations avec plus d'intensité que les autres points de ces cavités. »

Quoique les lésions que nous avons indiquées plus haut ne puis-

---

(1) Bouillaud, *Traité des maladies du cœur.*
(2) Andral, *Clinique médicale*, t. I, p. 53 et 54.

sent pas toujours être rapportées à une endocardite antérieure et qu'il faille quelquefois les admettre comme le résultat des progrès de l'âge, absolument comme les ossifications artérielles que l'on trouve dans d'autres parties du corps, il n'en est pas moins vrai que l'endocardite est leur cause la plus ordinaire.

Mais comment ces lésions peuvent-elles devenir causes d'insuffisance? C'est là un point qui reste à éclaircir et qui rentre directement dans notre sujet.

D'abord, une remarque préalable, ces lésions n'existent presque jamais seules, et il est très-fréquent d'en trouver plusieurs à la fois : induration, végétation et adhérence des valvules.

Le premier effet de l'endocardite doit déterminer un épaississement de ces membranes; en second lieu, il se forme des exsudats fibrineux qui se déposent soit entre les lames des valvules soit à leur surface. Ce sont ces exsudats fibrineux, déposés sur les bords des valvules, qui déterminent en s'organisant par la suite, soit des végétations, soit des adhérences de ces mêmes bords. Les végétations qui se développent sur les bords des valvules, empêchent la coaptation exacte de celui-ci; il se forme des hiatus par où le sang peut être refoulé dans l'oreillette pendant la systole ventriculaire, et l'on voit que ce refoulement peut se faire sentir très-loin, comme notre observation 1re en offre un bel exemple. L'adhérence des bords des valvules a pour effet de rétrécir l'orifice par où le sang coule de l'oreillette dans le ventricule ; mais ce trou ou cet orifice reste béant dans le plus grand nombre des cas, ce qui fait qu'en même temps que le rétrécissement, on a aussi une insuffisance. Le rétrécissement ne provient pas toujours de l'adhérence des valvules; notre observation 2 offre un exemple de rétrécissement d'un genre assez curieux. Le dépôt fibrineux s'était fait à la face auriculaire des valvules, et il s'y était organisé en formant une espèce d'anneau. Cet anneau avait considérablement rétréci l'orifice auriculo-ventriculaire, mais il avait aussi rendu la valvule insuffisante.

Ces dépôts fibrineux qui se font à la surface ventriculaire de la valvule peuvent déterminer l'adhérence d'une ou de plusieurs valves avec la paroi ventriculaire. Dans ce cas, on conçoit que l'insuffisance se produit inévitablement ; car c'est absolument comme s'il n'existait pas de valvules, et le sang trouve la porte toute grande ouverte pour revenir dans l'oreillette (obs. 4 et 5). Les adhérences sont quelquefois très-intimes (obs. 4); dans l'observation 5, les adhérences étaient tendineuses.

Un autre ordre de cause, que j'appellerai *traumatique*, produit aussi des insuffisances tricuspides. Leur mode d'action est très-facile à saisir : une quinte de toux prolongée, un violent effort, ont pour effet de déterminer une stagnation subite du sang dans les cavités droites du cœur; le sang y est soumis à une pression considérable; mais, en réagissant sur les parois du cœur, il peut produire soit la déchirure de celles-ci, soit la rupture d'un pilier charnu ou d'une corde tendineuse. Ajoutons vite que cet accident est extrêmement rare, et qu'il faut que le sujet y soit prédisposé par une maladie antérieure. Or, que résulte-t-il de cette rupture? La valvule, n'étant plus tendue qu'incomplétement, est soulevée au moment de la systole ventriculaire et refoulée dans l'oreillette : de là, nécessairement aussi reflux du sang dans l'oreillette. Nous n'avons pu trouver que deux observations de rupture des tendons ou piliers charnus dans le ventricule droit. La première (obs. 6), outre la rupture de la colonne charnue, offrait une végétation considérable qui adhérait à cette colonne. Cette végétation était flottante dans le ventricule et pouvait fort bien venir s'interposer entre les valves pour former une insuffisance. La seconde (obs. 7) offrait en même temps qu'une dilatation énorme du ventricule droit, une largeur considérable de l'orifice auriculo-ventriculaire droit.

Pour terminer la pathogénie de l'insuffisance tricuspide, il nous faut maintenant étudier les insuffisances secondaires. Les maladies du poumon forment un obstacle qui a sur le cœur droit une influence inévitable. Lorsque, par suite d'une lésion anatomique considérable, pneumonie, tubercules, emphysème, etc., le poumon se refuse à admettre dans son réseau capillaire le sang que lui envoie le cœur droit, il en résulte une gêne circulatoire, une stase du sang dans les cavités droites du cœur. Le sang qui y est soumis à une forte pression réagit sur les parois du ventricule droit : « celui-ci résiste pendant un certain temps, mais bientôt il se laisse distendre de plus en plus, et voici ce qui en résulte : sous l'influence de la pression considérable que subissent ses parois, l'externe est repoussée en dehors, étant la plus faible, et entraîne dans ce mouvement excentrique les valvules et les cordages de la tricuspide, auxquels elle fournit des insertions. Il s'ensuit que l'ajustement exact des bords valvulaires n'a pas lieu, et que la communication avec l'oreillette devient libre (1). » Tous ces accidents peuvent être amenés par une maladie aiguë ou par une maladie chronique du poumon ; et dans notre thèse nous donnons des exemples de chacune de ces diversses maladies. Mais il est à remarquer que ce sont surtout les maladies chroniques du poumon qui donnent lieu à des insuffisances tricuspides. D'ordinaire, les maladies aiguës se trouvent guéries avant qu'elles aient pu étendre leurs effets jusqu'à l'orifice auriculo-ventriculaire droit. Cependant des maladies aiguës généralisées à tout un poumon, ou lorsqu'étant mal limitées elles surprennent une organisation frappée d'adynamie, peuvent amener cet accident du côté du cœur droit.

Une remarque assez curieuse, c'est que la phthisie est une cause extrêmement rare d'insuffisance tricuspide. M. Grisolle la nie même tout à fait (2). A quoi attribuer cette particularité? Serait-ce à ce que la masse du sang étant diminuée chez les phthisiques, l'embarras de la circulation se fait sentir moins aisément sur le cœur droit ?

---

(1) Parrot, *loc. cit.*

(2) Grisolle, *Rapports de la tuberculisation avec les maladies du cœur* (*Archives gén. de méd.*, t. II, p. 719 ; 1854).

Anatomiquement, l'insuffisance tricuspide se constate de la manière suivante; on fait une incision à la pointe du cœur, on verse de l'eau dans le ventricule, qui doit retenir ce liquide, si la valvule tricuspide remplit bien ses fonctions. Une inspection directe de la valvule montre ensuite à quelle espèce d'insuffisance l'on a affaire.

§ V.

D'après ce que nous avons vu précédemment et surtout d'après l'examen des caractères anatomiques de la lésion valvulaire, il est facile de voir que l'insuffisance tricuspide se traduira principalement par des troubles du côté du système veineux. Ces troubles ne sont, il est vrai, que des troubles secondaires de toutes les maladies du cœur. Mais, dans l'affection qui nous occupe, ils existent toujours, et à un degré bien plus intense que dans toutes les autres maladies du cœur. Du reste, cela se conçoit facilement. La valvule tricuspide est la dernière barrière qui s'oppose au refoulement du sang veineux dans toutes les parties du corps. Cette valvule, devenant insuffisante pour une cause ou pour une autre, il en résulte d'abord à chaque systole des ventricules un refoulement du sang dans l'oreillette droite qui se dilate à son tour. Mais le sang veineux arrivé à cet endroit ne trouve plus d'obstacles à son reflux dans les veines caves supérieures et inférieures, dans les jugulaires, etc., qui se gonfleront, se dilateront et deviendront comme variqueuses. En admettant même que cette espèce de barre, si je puis m'exprimer ainsi, n'aille pas au delà des veines jugulaires, quoique cependant une de nos observations démontre le contraire (obs. 1re), il n'en est pas moins vrai que l'on aura un arrêt ou tout un ralentissement du cours du sang veineux, une turgescence de tout le système veineux, des congestions passives de tous les organes vasculaires ou parenchymateux : foie, rate, rein, cerveau, etc., etc., des hémorrhagies, des épanchements de liquide dans le tissu cellulaire et dans les grandes cavités séreuses, etc.

Mais ce ne sont pas là les seuls phénomènes qui se passent. Ces accidents, que nous venons d'énumérer très-succinctement, peuvent se percevoir, se comprendre, et se traduisent par des symptômes sur lesquels nous allons revenir; mais il est un autre ordre d'accidents qui résultent de l'immobilisation du sang veineux, qui se passent dans l'intimité des organes, qui sont plus vitaux pour ainsi dire. En effet, le sang veineux revenant des différentes parties du corps se trouve chargé de produits qui doivent être éliminés de l'organisme, qui n'en font pour ainsi dire plus parties; ils sont les derniers termes de la combustion des aliments azotés et féculents introduits dans notre corps. Or, ces produits, n'étant plus éliminés, ou du moins éliminés très-lentement par suite du ralentissement du cours du sang, agiront d'une façon très-désavantageuse sur les organes, et tendront à en détruire la vitalité, nouvelle cause d'accidents qui cette fois amèneront la mort. N'est-ce pas ainsi que, dans certains cas, l'on peut expliquer l'asystolie. En effet, avons-nous dit plus haut, l'oreillette se laisse dilater ; mais, en se dilatant, elle tend aussi à élargir l'orifice de la veine coronaire qu'obture la valvule de Thébésies, de là reflux ou stase du sang veineux qui revient des parois du cœur. Combien alors devra être modifiée la contractilité de cet organe? N'en sera-t-il pas de même de sa structure anatomique, et n'est-ce pas ainsi que l'on peut arriver à expliquer quelquefois la dégénérescence graisseuse de la fibre musculaire du cœur, dégénérescence que l'on trouve à peu près liée à toutes ses autres maladies organiques.

Examinons maintenant les symptômes que l'on peut observer, pendant la vie, sur les malades atteints d'insuffisance tricuspide. Nous ne les tirerons que de nos observations et des auteurs compétents dans ces matières,

Avant que l'insuffisance soit établie, il existe des symptômes qui tous dépendent des causes qui ont produit cette insuffisance; ils en sont pour ainsi dire les prodromes : ainsi, l'on constatera des phénomènes d'inflammation avant les insuffisances primitives; des si gnes d'une maladie du poumon avant l'insuffisance secondaire. Mais ces signes ne sont utiles que pour poser le diagnostic différentiel des insuffisances ; nous ne nous en occuperons pas dans ce paragraphe.

L'insusffisance tricuspide n'a, à proprement parler, qu'un signe qui lui appartienne en propre : c'est le bruit de souffle au premier temps et vers la pointe du cœur. Dans les observations que nous avons empruntées à M. Parrot, et qui toutes sont des cas d'insuffisance secondaire, ce bruit de souffle a paru avoir son maximum d'intensité à la partie interne du quatrième espace intercostal gauche ; là, on le percevait très-distinctement ; c'était un bruit de souffle doux, nullement râpeux et fort comme dans les autres affections organiques. Ajoutons que ce bruit ne s'entendait que dans un espace peu étendu, et que, dans le reste de la région précordiale on percevait nettement le premier bruit normal, sans mélange de bruit de souffle. Dans sa cinquième observaton, que nous reproduisons plus loin, M. Gouraud a noté que ce bruit de souffle avait son maximum vers la pointe du cœur ; mais il ne précise pas davantage. M. Martin Solon (obs. 2) ne fixe ce bruit que vers la partie moyenne du cœur. Dans les autres observations que nous avons empruntées soit à Corvisart, soit à M. Bouillaud, le bruit de souffle n'est pas indiqué.

Le bruit du souffle n'est pas le même dans tous les cas ; il varie, soit qu'on ait égard à la marche de l'affection qui a déterminé l'insuffisance tricuspide, soit que l'on considère cette insuffisance tricuspide en elle-même. D'abord, lorsque l'insuffisance dépend d'une maladie pulmonaire aiguë ou chronique, il est facile de comprendre que le bruit de souffle suivra la marche de l'insuffisance, qui suit elle-même celle de la maladie du poumon. C'est ce que nous avons été à même de voir dans les observations de M. Parrot. Certains jours le bruit de souffle diminuant d'intensité ; d'autres fois il disparaissait tout à fait. Que l'affection pulmonaire vienne à se résoudre, l'insuffisance qui en est la conséquence tendra à disparaitre et avec elle son bruit de souffle.

En second lieu, avons-nous dit, le bruit de souffle n'est pas le même dans tous les cas. Peut-on admettre, par exemple, que le bruit de souffle qui est lié à une insuffisance avec rétrécisement soit le même que le bruit de souffle qui est dû à une insuffisance secondaire? Les conditions organiques variant, il est vrai que les symptômes doivent aussi varier; la lecture de nos observations suffira pour s'en convaincre; ici la théorie est d'accord avec la pratique.

Mais, m'objectera-t-on, si ce bruit de souffle n'a pas de caractère qui lui soit propre, et si, d'autre part, ce bruit de souffle est le seul symptôme cardiaque que nous ayons de l'insuffisance tricuspide, comment pourra-t-on parvenir à diagnostiquer cette insuffisance? A cela je répondrai par avance que le diagnostic de cette maladie est difficile, il est vrai, et que l'on n'a pas pour la reconnaître de signes pathognomoniques comme dans l'insuffisance aortique; mais qu'en se fondant sur les autres signes secondaires que nous allons étudier, aussi bien que sur les signes antérieurs à la maladie actuelle, on pourra presque toujours porter un diagnostic de l'affection, seulement avec une restriction, sur laquelle nous reviendrons plus loin, c'est que l'on ne pourra pas dire que l'affection est simple et qu'il n'y a pas en même temps une maladie du cœur gauche.

Les symptômes secondaires, produits par l'embarras de la circulation du cœur droit, sont les mêmes que ceux qui compliquent si souvent les maladies du cœur gauche. En effet, celles-ci ne produisent d'accidents généraux qu'à la condition de faire naître préalablement une hyperémie du poumon, laquelle retentit sur la circulation veineuse pour en déterminer le ralentissement, comme le font les autres maladies du poumon. Mais ici il y a une remarque à faire, c'est que la maladie pulmoniare n'est que secondaire; qu'elle précède les accidents généraux et suit la maladie cardiaque; d'où il est permis de conclure, ce me semble, qu'en suivant jour par jour la marche et la filiation des phénomènes, il est facile de savoir à quelle maladie cardiaque l'on a affaire.

Le premier parmi les symptômes secondaires est le gonflement des veines jugulaires. Ce sont les veines jugulaires externes qui sont le plus souvent atteintes. Ces veines sont comme variqueuses; elles se laissent facilement déprimer. Ce signe annonce, d'après M. Gendrin (1), « une déplétion trop lente, insuffisante des veines. » On ne le retrouve pas seulement dans les cas d'insuffisance tricuspide; chez les vieillards, dans toutes les affections chroniques des voies respiratoires, il n'est pas rare de le rencontrer. Il n'annonce donc qu'une gêne de la circulation veineuse. On l'aperçoit surtout quand les malades font des efforts ou sont pris de quintes de toux. Il n'est pas nécessaire pour qu'il se produise qu'il y ait une insuffisance tricuspide; il suffit que la circulation veineuse soit entravée dans le poumon et par suite dans le cœur droit.

Mais, quand l'insuffisance est établie, que ce soit par une cause organique ou fonctionnelle, comme le dit M. Gendrin, alors on voit se manifester le pouls veineux, et cela très-rapidement, comme notre première observation de M. Bouillaud nous en fournit un exemple remarquable. Le pouls veineux se faisait sentir jusque dans les veines salvatelles. Ce pouls veineux est dû au reflux du sang dans les veines à travers l'orifice tricuspide non oblitéré. Or, il est facile de comprendre que ce pouls veineux sera proportionnel à la largeur du détroit de l'insuffisance. Si en même temps que l'insuffisance existe un rétrécissement considérable, ce pouls veineux ne se fera sentir que d'une façon très-vague, peut-être même ne pourra-t-il pas atteindre les jugulaires. Est-ce ainsi que l'on peut expliquer comment il n'a pas été noté dans certaines de nos observations? En second lieu, il dépendra de l'activité du muscle cardiaque : si l'insuffisance se développe rapidement dans un cœur sain auparavant, il pourra se produire un pouls veineux considérable (obs. Ire).

En général, le pouls veineux ne dépasse guère les jugulaires soit

(1) *Leçons sur les maladies du cœur*, p. 134.

internes, soit externes ; au reste, c'est là que l'on va d'abord le chercher. Mais, dans ce pouls des jugulaires, il faut faire une distinction : le pouls des jugulaires externes se voit plus fréquemment et annonce un embaras moins grand de la circulation cardiaque. En effet, la jugulaire interne est placée sous l'aponévrose cervicale, son diamètre horizontal est plus grand, d'où il suit que la masse sanguine à soulever est plus considérable.

Le pouls veineux est isochrone avec le premier bruit du cœur et avec le pouls radial. C'est précisément sur cette coïncidence que l'on s'est fondé pour adopter la théorie de Lancisi sur le pouls veineux. Pour Lancisi (1), le pouls veineux est produit par la systole qui, de proche en proche, retentit sur les veines qui viennent s'aboucher dans le cœur. Pour M. Beau, pour Bichat et Haller, c'était l'oreillette qui, en se contractant, produisait le pouls veineux. « L'oreillette droite, » dit Bichat (2), « exerçant son action contractile sur l'ondée qui ne peut pénétrer entièrement dans le ventricule, en fait mouvoir dans le sens rétrograde une portion qu'elle pousse du côté de la périphérie : de là, le pouls veineux. » Mais cette opinion est complétement renversée par le fait que nous avons énoncé plus haut.

Pour nous, le pouls veineux est un symptôme très-important de l'insuffisance tricuspide. Parce que le pouls veineux n'existe pas, on ne pourra pas conclure à la non-existence de l'insuffisance tricuspide ; mais, dès qu'on le rencontrera, on pourra dire qu'à ce moment, la valvule tricuspide est insuffisante à remplir ses fonctions.

Quant aux autres symptômes secondaires de l'insuffisance tricuspide ils sont, avons-nous dit, ceux de toutes les maladies du cœur, aussi bien du cœur droit que du cœur gauche. Nous avons expliqué en commmençant le mécanisme de leur production. Ainsi les con-

(1) *De Motu cordis et anevrysmatibus* ; Leyde, 1740.

(2) *Anatomie générale*, p. 226 ; Paris, 1821.

gestions de la peau, la cyanose, les congestions hépatiques, rénales, cérébrales, etc., les œdèmes des jambes, les diverses hydropisies des cavités séreuses se rencontrent aussi dans l'insuffisance tricuspide ; mais ces signes n'ont rien de particulier à cette maladie ; ils sont curieux à étudier comme processus morbides. Ils n'offrent qu'une chose de remarquable, c'est que, comme le dit Valleix à l'article : *insuffisance tricuspide*, il y a « une gêne plus grande de la circulation et une stase sanguine plus considérable dans le système veineux. »

Le pouls présente quelques points importants à étudier. M. Marey, dans ses recherches sur le cœur, a constaté que le pouls était régulier et qu'il avait une certaine ampleur dans trois cas d'insuffisance tricuspide qu'il avait observés. Aujoutons que tels sont les caractères que les auteurs assignent au pouls artériel de l'insuffisance tricuspide. On voit qu'ils sont en opposition du pouls de l'insuffisance mitrale, et que l'on pourrait se fonder sur ce fait pour différencier ces deux maladies. Mais, s'il en est ainsi pour l'insuffisance tricuspide primitive organique, l'insuffisance secondaire présente, elle, un pouls qui a des caractères tout à fait opposés. Ici l'on note, en effet, l'irrégularité et l'intermittence comme la règle. La lecture des observations 3, 4, 5 et 7 du mémoire de M. Parrot que nous avons cité en commençant, suffira pour s'en convaincre ; une seule, l'observation 1re que nous rapportons dans notre thèse, offre un pouls régulier, absolument comme les insuffisances primitives.

§ VI.

Le diagnostic de l'insuffisance tricuspide soulève plusieurs questions importantes, que nous allons essayer de résoudre.

D'abord, il est assez facile de reconnaître qu'il y a une maladie du cœur à cet état d'asystolie que M. Beau a si bien décrit. En effet, que voit-on dans la plupart des cas ? « Des malades assis sur leur lit, soutenus par un entassement d'oreillers, la tête renversée en ar-

rière ou tombant sur la poitrine, en proie à une dyspnée douloureuse. Les sterno-mastoïdiens, les scalènes et tous les muscles qui
sont habituellement dans un état de demi-repos ou même complétement immobiles, ici sont agités par des contractions énergiques.
Les yeux, humides, sont injectés et saillants, la bouche est entr'ouverte, toute la face a une teinte bleuâtre, surtout apparente aux
lèvres et au nez ; l'haleine est souvent aride, la voix difficile, et en-
tre-coupée. Les pieds et les mains sont froids et cyanosés ; les jugulaires font une saillie permanente sur le cou. Toujours très-accentuée
au niveau des parties déclives, l'infiltration œdémateuse est souvent
généralisée. Le pouls très-fréquent, petit, intermittent, disparaît
sous la moindre pression du doigt ; enfin, l'ataxo-adynamie du
cœur que nous annoncent déjà ces anomalies de pulsations de la
radiale est encore caractérisée par une augmentation considérable
de son volume, par l'irrégularité, l'éloignement, la faiblesse des
bruits normaux, et par des battements, tantôt faibles, tantôt vio-
lents et tumultueux. »

Ce tableau, que nous empruntons à M. Parrot, renferme l'aspect
pect général de toutes les insuffisances que nous avons colligées.
Il faut y ajouter le bruit de souffle au premier temps.

Mais ce bruit de souffle, de quelle lésion est-il symptomatique,
est-ce du cœur droit ou bien du cœur gauche ? Dépend-il d'une
insuffisance tricuspide ou mitrale, ou d'un rétrécissement de
l'aorte ? On peut se poser ces questions, car l'on voit dans nos observations 2 et 3 qu'il a été cause de diagnostics incomplets de la
part d'hommes aussi compétents sur la matière que MM. Bouillaud
et Martin-Solon.

M. Littré (1), indique un moyen pour arriver à ce diagnostic ;
quoiqu'il soit plutôt théorique que pratique, nous le reproduirons

---

(1) Dictionn. en 30 vol., art. *Insuffisance tricuspide.*

cependant en son entier, parce qu'il pourra quelquefois être de quelque utilité. Le voici :

« Quant à la distinction du côté du cœur qui est affecté, les auteurs, et Laënnec lui-même, ont donné pour signe caractéristique le lieu de la région précordiale où l'on entend le bruit de souffle, c'est-à-dire les cavités droites sous le sternum, les cavités gauches à gauche de cet os; le premier bruit vers la pointe du cœur, le second bruit à la base de cet organe et assez près du bord gauche du sternum. Mais, quand on vient à mettre en pratique ces préceptes, on y trouve une grande difficulté et beaucoup d'incertitude. Je préfère le moyen suivant qui me paraît bien plus précis et qui m'a déjà servi plusieurs fois à reconnaître le côté affecté. Laënnec a dit (tome III, page 109, 3ᵉ édition.) : « Quelquefois dans les points de la poitrine les plus éloignés du cœur, on n'entend que le bruit d'un côté, ce dont on peut s'assurer facilement quand les bruits des deux côtés du cœur sont tout à fait dissemblables. » Cette remarque, mise dans une note, n'a pas été aperçue et l'auteur lui-même n'en a tiré aucune conclusion. Or, je me suis assuré qu'elle conduisait à un diagnostic assuré du côté affecté. Voici la règle que je pose. Quand il y a rétrécissement ou insuffisance au cœur gauche, le bruit morbide qui, à la région précordiale, masque le bruit naturel correspondant du cœur droit, disparaît à mesure que l'on s'éloigne, et dans un point du côté droit de la poitrine, point qu'il faut chercher, on n'entend plus qu'un tic tac naturel quoique éloigné. M. Rayer a observé que l'endroit où l'on entend le mieux le cœur droit quand le cœur gauche est malade, est la région épigastrique. J'ai entendu plusieurs fois dans ce point d'une manière très-nette le tic tac régulier, tandis que le cœur gauche donnait un bruit morbide. Le contraire a lieu, si c'est le cœur droit qui est malade ; c'est à gauche et loin du cœur qu'il faut chercher le tic tac naturel, etc. »

Si le moyen proposé par M. Littré était aussi simple qu'il veut bien le dire, il faudrait l'employer dans le diagnostic de toutes les maladies du cœur, et l'on pourrait ainsi éviter beaucoup d'erreurs.

Malheureusement, il est loin d'en être toujours ainsi, et pour trouver le point où le tic tac naturel se fait entendre, il faut ausculter à gauche ou à droite du cœur, sur le poumon par conséquent. Or, celui-ci est malade en même temps que le cœur; la poitrine se trouve donc remplie de râles qui empêchent d'entendre les bruits normaux du cœur. Ces râles sont même si forts et si nombreux que, dans bien des cas, il est impossible de percevoir le bruit de souffle cardiaque. Ainsi, dans l'état actuel de nos connaissances, voici, je crois, quel diagnostic l'on peut porter dans un cas de maladie du cœur intéressant les valvules. On pourra presque toujours reconnaître une maladie valvulaire du cœur gauche, qu'elle soit simple ou compliquée d'une maladie du cœur droit; de même aussi que l'on pourra reconnaître une insuffisance tricuspide, lorsqu'avec un bruit de souffle au premier temps, on aura constaté le pouls veineux et toute la série des phénomènes secondaires dans les maladies du cœur. Mais l'on ne sera assuré que de ce diagnostic, et l'on ne pourra pas dire que l'insuffisance tricuspide est simple et non compliquée de maladie valvulaire du cœur gauche.

Maintenant, quant à savoir si l'insuffisance tricuspide est primitive ou secondaire, l'étude des phénomènes qui ont précédé l'insuffisance tricuspide servira à établir ce diagnostic différentiel. Dans le premier cas, on aura eu d'abord des phénomènes d'endocardite; dans le second cas, une maladie pulmonaire bien constatée aura existé avant l'établissement de l'insuffisance tricuspide.

Quant au diagnostic de l'insuffisance tricuspide avec l'état graisseux du cœur, nous ne croyons pouvoir mieux faire que de reproduire les conclusions de Kennedy sur ce dernier point de pathologie (1) :

« 1° La dégénérescence graisseuse du cœur s'accompagne rare-

---

(1) Kennedy, *Diagnostic de l'état graisseux du cœur* (*Archives génér. de méd.*, t. XV, 1860).

ment d'affection valvulaire ; dans l'état actuel de nos connaissances, on peut admettre que cette complication n'existe pas dans 1 cas sur 6 ;

2° L'affection valvulaire que l'on rencontre le plus souvent associée à la dégénérescence graisseuse, c'est l'épaississement et la dégénérescence graisseuse des valvules aortiques ;

3° Cette altération des valvules aortiques s'accompagne rarement d'insuffisance ;

4° Elle peut donner lieu à un bruit de souffle doux au premier temps ; mais elle n'altère pas le deuxième bruit ;

5° Il y a lieu de penser que cette altération graisseuse des valvules aortiques peut exister longtemps sans abréger l'existence ;

6° Elle s'accompagne de pulsations visibles des artères (pouls de Corrigan) sans que les valvules soient insuffisantes ;

7° La dilatation du cœur marche de pair avec la dégénérescence graisseuse dans plus de la moitié des cas ;

8° En même temps, on observe le plus souvent un état disfluent du pouls ;

9° Le ralentissement, l'accélération et l'inégalité du pouls n'existent que dans des cas exceptionnels ;

10° La dégénérescence graisseuse du cœur, lorsqu'elle n'est pas compliquée de lésions valvulaires, ne peut être diagnostiquée que par voie d'exclusion ;

11° Il existe souvent un défaut de proportion manifeste entre la dyspnée éprouvée par les malades et les efforts qu'ils font pour y remédier ;

12° Il est probable que le contraste est surtout prononcé dans les cas où le cœur droit est plus dégénéré que le cœur gauche ;

13° La dégénérescence graisseuse du cœur s'accompagne souvent d'un abaissement manifeste de la température du corps qui peut être limitée à diverses régions ;

14° De toutes les affections du cœur, la dégénérescence graisseuse est la plus fréquente. »

§ VII.

Le pronostic de l'insuffisance tricuspide varie avec les différentes espèces d'insuffisance. C'est ici que la distinction des insuffisances en primitive et en secondaire revêt une très-grande importance. En effet, l'insuffisance tricuspide primitive dépendant d'un lésion valvulaire incurable, revêt un caractère de chronicité désespérant. On aura beau combattre les accidents qui se développent successivement, la lésion cardiaque restera toujours là comme cause fatale de mort. Tôt ou tard il faudra s'attendre à une issue funeste, trop heureux si parfois on parvient à arrêter la marche des accidents secondaires pendant un temps plus ou moins long.

Il n'en est pas tout à fait de même de l'insuffisance tricuspide qui vient à la suite d'une maladie du poumon. Cette affection, toute fonctionnelle et relative, peut n'être que temporaire, et l'on peut espérer que la disparition de l'obstacle qui siége dans le poumon amènera peu à peu la disparition de la lésion cardiaque. Tout dépend donc de la curabilité de la lésion primitive du poumon. Notre observation 9, empruntée à M. Grisolle, paraît offrir un exemple de cette curabilité de maladie du cœur ; c'est pourquoi nous avons cru devoir la rapporter.

Mais lorsque la maladie pulmonaire est incurable, par exemple la tuberculisation, il ne faut pas se bercer dans l'espoir de guérir l'insuffisance tricuspide qui en est la conséquence. Loin de là, et il faut même porter un pronostic fâcheux, car, dans le cas actuel, la maladie cardiaque, par les accidents secondaires qu'elle développe, a pour effet de hâter la terminaison fatale de la maladie du poumon.

Quant aux insuffisances traumatiques, les seuls cas que nous ayons rencontrés se sont tous terminés par la mort, et cela d'une manière très-rapide. Le prognostic que l'on pourrait porter, en supposant qu'on puisse parvenir à les diagnostiquer, serait donc excessivement grave.

§ VIII.

Les indications pour le traitement qui nous paraissent sortir directement de cette étude ne sont pas nombreuses. Que faire, en effet, contre une maladie qui, la plupart du temps, dépend de lésions incurables, du moins jusqu'à présent. Si l'on ne peut rien contre les lésions organiques, il faudra s'adresser aux accidents qu'elles déterminent, il faudra combattre les hydropisies, les congestions et les hémorrhagies par des traitements appropriés.

Si l'insuffisance tricuspide est secondaire, fonctionnelle et produite par une maladie du poumon guérissable, pneumonie ou bronchite capillaire, ce sera sur ces dernières maladies que l'on devra agir d'abord, car c'est ici le lieu d'appliquer l'aphorisme : *Sublata causa, tollitur effectus.* Même quand la maladie du poumon ne pourrait être guérie, on devra insister de préférence sur son traitement, car c'est elle qui règle l'intensité de la maladie du cœur. Il va sans dire que l'on devra traiter en même temps les symptômes cardiaques aussi bien que les accidents généraux qui se sont déclarés.

OBSERVATIONS

OBSERVATION Ire. — Un jeune homme vigoureux, admis dans un des services de la Charité et sur la maladie duquel on n'avait pas porté de diagnostic bien précis, succomba au bout de quelques jours. La fièvre avait été vive et le pouls fort et vibrant ; *on avait observé un pouls veineux, qui s'étendait jusque dans la veine salvatelle.*

Le 19 août 1835, l'autopsie fut faite en ma présence, moins de vingt-quatre heures après la mort, et le cadavre n'offrant aucune trace de décomposition. Une exsudation pseudo-membraneuse, trace d'une récente méningite, recouvrait la surface du cerveau.

La valvule tricuspide rouge, épaissie, fongueuse, mollasse et tapissée de petites concrétions fibrineuses, affectant la forme de granulations, les unes rougeâtres, les autres décolorées, blanchâtres (1). A ces altérations, les assistants reconnurent avec moi les traces, les caractères anatomiques d'une cardi-valvulite, ou endocardite valvulaire droite. De plus, les cavités droites étaient distendues par d'énormes caillots en partie décolorés, fermes et évidemment antérieurs à la mort. (Bouillaud, *Traité des maladies du cœur*, t. II, p. 85 et 86. Obs. 82.)

Obs. II. — Une blanchisseuse, âgée de 24 ans, d'une assez forte constitution, se plaignit en même temps, et sans qu'elle ait pu en faire connaître la cause, d'un rhume, de palpitations très-fortes et d'une diminution sensible dans la quantité de sang qu'elle perdait ordinairement à ses époques menstruelles. Celles-ci finirent par manquer entièrement. Cinq mois après l'invasion des premiers symptômes, le ventre commença à devenir plus volumineux; la malade se fit poser quelques sangsues à l'anus; elle n'en éprouva pas de soulagement. L'infiltration générale de son corps la détermina enfin, après dix mois de maladie, à entrer, le 24 août, à l'hôpital Beaujon.

Facies pâle et infiltré de sérosité; l'infiltration a envahi le tissu cellulaire sous-cutané de toutes les parties du corps; respiration difficile, toux, expectoration muqueuse mêlée de quelques stries sanguines; thorax sonore à droite, mais à gauche, inférieurement, on n'entend pas l'expansion pulmonaire dans cette partie; l'abaissement de niveau de la matité, lorsqu'on incline fortement à droite la malade, confirme l'existence d'un commencement d'épanchement dans la cavité gauche de la poitrine. L'étendue de la matité que donne la région précordiale, le bruit éloigné et le choc assourdi, en quelque sorte, des battements du cœur, font présumer un épanchement de même nature dans le péricarde. L'auscultation permet de reconnaître *un bruit de soufflet très-marqué vers la partie moyenne de la région du cœur.* Ce bruit est quelquefois assez fort pour ressembler au bruit cataire; pouls petit, dur et serré, donnant 112 pulsations par minute; langue humide, appétit très-bon, abdomen volumineux, indolent, distendu par un épanchement que la fluctuation fait aisément reconnaître; absence de toute douleur dans la région du foie; dévoiement séreux depuis quelques jours, diminution

(1) En note, M. Bouillaud ajoute : « C'était là sans doute la cause de ce pouls veineux qui avait été signalé pendant la vie. La valvule tricuspide étant devenue insuffisante, le sang a dû refluer vers l'orifice correspondant, et de là vers les veines, pendant les contractions du ventricule droit. »

notable de la quantité des urines. Les divers épanchements étaient faciles à reconnaître : leur cause existait évidemment dans une altération du cœur. La petitesse du pouls les fit rapporter à un rétrécissement de l'orifice de l'aorte. Les stries sanguinolentes furent attribuées à la gêne de la circulation pulmonaire et à l'irritation bronchique; il n'y avait pas de symptômes de pneumonie. Saignée du bras (sang séreux et couenneux). — Tisane pectorale, julep béchique, vermicelle.

Le lendemain, même état : on commence l'usage de la digitale à la dose d'un demi-grain matin et soir, on y associe quelques grains de limaille de fer, se proposant d'élever graduellement la dose des médicaments.

3 septembre. La malade prenait 6 grains de digitale et 18 grains de limaille de fer en trois doses dans la journée; le bruit de soufflet s'entendait à peine, le pouls donnant 92 pulsations; le dévoiement était moins abondant; la quantité des urines n'était pas augmentée et les divers épanchements ne diminuaient aucunement. On cesse la limaille de fer; on continue la digitale et on lui associe le nitrate de potasse.

Le 6, le bruit de soufflet reparait de nouveau, et le nombre des pulsations s'élève à 112, sous l'influence de l'agitation que la malade a éprouvée pendant la nuit à cause de l'état fâcheux d'une de ses voisines. — Continuation de la prescription; potion antispasmodique.

Le 7. Absence presque complète du bruit de soufflet, 96 pulsations; 8 grains de digitale. Les jours suivants, l'urine augmente de quantité. Cependant le ventre devient douloureux; les sangsues, placées sur l'abdomen et à l'anus, diminuent les douleurs.

Le 17. Expectoration rouillée, respiration tubaire, râle crépitant, son obscur vers la fosse sous-épineuse gauche; pouls irrégulier, battements du cœur tumultueux. Saignée du bras de 10 onces (caillot dense, non couenneux, sérosité abondante.) — Infusion pectorale miellée; julep béchique.

Le soir. Oppression extrême.

Le 18. Respiration plus facile, expectoration non rouillée, bruit non tumultueux de la région du cœur; pouls toujours dur. — Saignée de 4 onces; 15 sangsues au-dessous de l'aisselle gauche.

Augmentation de la gêne de la respiration.

Mort pendant la nuit.

A l'autopsie cadavérique, nous constatons l'infiltration générale du tissu cellulaire, et les trois collections séreuses que nous avons reconnues pendant la vie.

Une grande partie du poumon gauche est dense et infiltrée de sérosité sanguinolente; quelques portions, jetées dans l'eau, gagnent à l'instant le fond du vase. La cachexie séreuse offerte par la malade avait remplacé la couleur rouge que présente ordinairement l'hépatisation du poumon au second degré, par une teinte rosée.

Le volume du cœur est augmenté d'un tiers; ses cavités très-larges; les parois de ses ventricules d'égale épaisseur; le gauche étant un peu aminci et le droit légèrement hypertrophié. La cloison des ventricules est augmentée d'épaisseur. Les orifices artériels n'offrent rien de remarquable; la valvule tricuspide présente sur sa surface interne, entre son insertion et son bord frangé, une végétation annulaire, d'une densité fibro-cartilagineuse, de couleur blanche, de 2 lignes de hauteur, dirigée vers l'oreillette, et se déchirant aisément sous les efforts du doigt. Par cette disposition, la valvule forme une ouverture circulaire de 2 ou 3 lignes de diamètre, *constamment ouverte*, et qui, tout en n'empêchant pas l'entrée du sang de l'oreillette dans le ventricule droit, permet aussi le reflux du sang de ce ventricule dans l'oreillette. On voit à gauche, sur la valvule mitrale, quelques végétations de même nature, du volume d'un grain de chènevis, développées sur le bord frangé de la valvule, mais trop petites pour gêner d'une manière notable la circulation.

Les reins, le foie et les autres organes n'offrent rien de remarquable. (Martin-Solon, *Journal hebdomadaire*, 1832, tome IX.)

Obs. III. — Un peintre en bâtiments, âgé de 69 ans, d'une assez forte constitution, fut admis à la Clinique (nº 13, salle St-Jean-de-Dieu), le 15 juillet 1834. Depuis une trentaine d'années il était sujet à s'enrhumer de temps en temps, et jouissait, d'ailleurs, d'une bonne santé. Depuis quinze mois, à la suite d'un rhume négligé, il éprouve de l'oppression, de l'étouffement qui ne lui permettent plus de travailler. Depuis cinq mois surtout, les attaques d'asthme, dit-il, sont si fréquentes, qu'elles ne lui laissent de repos ni le jour ni la nuit; il y a une huitaine de jours que les jambes se sont enflées. Il ne se plaint point de palpitations de cœur, et il a conservé de l'appétit jusqu'à ces derniers temps; mais l'étouffement augmente après le repas. (Une saignée avait été pratiquée au malade deux mois avant son entrée.)

Examiné avec soin le lendemain de son entrée à la Clinique, il nous offrit l'état suivant :

Visage anxié, froid, lèvres violettes ou bleuâtres; yeux largement ouverts, un peu égarés; veines jugulaires distendues et comme variqueuses; on voit aussi ramper sous la peau de la poitrine et de l'abdomen des veines d'un volume très-considérable, et qui s'anastomosent avec celles des membres; infiltration des membres inférieurs et du scrotum. Le malade reste constamment assis dans son lit pour respirer plus librement.

La matité de la région précordiale était de 4 pouces (112 mill.) verticalement, et de 5 pouces, 2 lignes (145 mill.) transversalement.

L'impulsion du cœur était médiocre, mais elle se faisait sentir dans une très-grande étendue, et la main reconnaissait aisément que la masse de l'organe était considérablement augmentée. On distinguait aussi un frémissement vibratoire assez prononcé dans la région des cavités gauches.

Les battements du cœur étaient irréguliers, intermittents, très-fréquents (160 par minute) et tumultueux.

Le tumulte des battements du cœur rendait l'analyse des bruits de cet organe assez difficile. Ces bruits étaient tous les deux plus secs, plus âpres qu'à l'état normal ; pendant la systole particulièrement, on distinguait un bruit de frottement ou de froissement, comme si les valvules eussent été parcheminées ; point de véritable bruit de soufflet. Le maximum des bruits de froissement ou de parchemin existait dans la région des orifices gauches.

La région précordiale présentait une légère voussure ; elle était faiblement soulevée par les battements irréguliers et tumultueux du cœur.

Pouls irrégulier, intermittent, à 160, vibrant. Il n'y a ni bruit de soufflet, ni frémissement vibratoire dans les grosses artères.

Orthopnée, toux suivie de crachats muqueux. Matité et absence de la respiration vésiculaire dans toute la moitié inférieure du côté gauche, avec léger chevrotement de la voix. Dans le tiers inférieur de la partie postérieure de ce même côté, la respiration était brusque, soufflante, accompagnée d'un râle muqueux assez fin, et là l'égophonie était très-manifeste. En arrière, à droite, râle muqueux ou sous-crépitant, matité et retentissement de la voix, moindres qu'à gauche. La matité persiste dans le décubitus sur le ventre.

Les fonctions digestives ne sont pas notablement troublées ; le malade dit être constipé.

Le foid descend au-dessous du rebord cartilagineux des côtes.

L'anxiété est si grande que le malade ne goûte presque aucun moment de sommeil.

Diagnostic.— Induration et épaississement des valvules gauches du cœur avec hypertrophie et dilatation de cet organe, œdème des poumons et hydrothorax.

Prescription.— Boissons béch.; looch avec poudre dig., 5 décigr.; 3 bouillons, potage.

Les jours suivants le pouls se ralentit, se régularise, se développe et devient plus évidemment vibrant (le 19, on ne comptait que 96 pulsations à la minute);

le claquement de parchemin et le frémissement cataire persistent. (On donne quelques pilules d'opium pour procurer un peu de sommeil au malade.)

Cependant la dyspnée et l'anxiété deviennent extrêmes (1), et le malade meurt le 24 à dix heures du soir (le 10ᵉ jour après son entrée).

Autopsie cadavérique, 11 heures après la mort.

1º *Habit. extér.* — Teinte livide ou violette du visage et du cuir chevelu. De gros troncs veineux sillonnent la poitrine et l'abdomen, et font communiquer les veines sous-cutanées des membres supérieurs avec celles des membres inférieurs. Ces derniers sont le siége d'un engorgement sanguin très-prononcé, mais ne sont plus infiltrés. Gonflement et distension des veines jugulaires.

2º *Organ. circul. et respir.* — Sérosité jaunâtre, assez abondante, à la partie inférieure du côté gauche de la poitrine. Le poumon offre de nombreuses adhérences organisées, surtout dans ses scissures; il est assez léger et crépitant. Il est imbibé d'une grande quantité de sérosité, qui ruisselle à la pression à la surface des incisions pratiquées dans son tissu. La partie inférieure est le siége d'un engorgement plus sanguin que séreux. Le poumon gauche, comprimé par l'épanchement séreux, est de moitié moins volumineux que le droit; il est flasque, crépite assez et contient moins de sérosité que le droit.

La membrane muqueuse bronchique, recouverte de mucosités, offre une teinte d'un rouge violet qui contraste avec la couleur blanc-jaunâtre de la membrane interne des divisions de l'artère pulmonaire.

Le cœur est refoulé en haut, en dehors et en arrière. La portion non recouverte par le poumon a 4 pouces, 2 lignes (117 millim.) verticalement, et 5 pouces, 2 lignes (145 millim) transversalement. Il est situé transversalement et sa pointe est arrondie, mousse, effacée. Tous les vaisseaux, veines qui vont se dégorger dans les oreillettes, sont remplis d'une grande quantité de sang. Le péricarde forme un sac pouvant contenir la tête d'un fœtus; on trouve dans sa cavité une cuillerée de sérosité sanguinolente.

Le cœur, avant d'avoir été vidé, pèse, avec l'origine des gros vaisseaux . . . . . . 812 gr.

Diamètre tranversal . . . . 7 pouces — 196 mill.

— vertical . . . . 5 p. 1 l. — 142 mill.

Circonférence . . . . 12 pouces — 336 mill.

On voit à la surface antérieure du cœur, sur les deux ventricules, des taches

_____

(1) On observait, pendant les mouvements d'inspiration, une dépression très-notable dans les cinquième et sixième espaces intercostaux du côté gauche.

d'un blanc laiteux ou mat, vraies fausses membranes qui se détachent facilement : au-dessous, le péricarde est intact. Quelques taches semblables existent antérieurement à l'origine de l'aorte, dont le contour présente une belle injection pointillée ; vers l'union des oreillettes et des ventricules, en arrière, on rencontre aussi quelques plaques de même nature que lès précédentes. Le sang contenu dans les quatre cavités est noir, semblable à la gelée de groseille ; en quelques points il est recouvert d'une espèce de *couenne*.

Le poids du cœur, lavé, vidé, avec l'origine des gros vaisseaux, est de : 500 gr. Le ventricule droit est d'un tiers plus grand qu'à l'état normal.

Épaisseur de ses parois . . . . 3 lig. — 7 mill.
Circonférence de l'orifice de l'artère pulmonaire. 3 p. 6 l. — 98 mill.

Les valvules de cette artère sont saines.
L'oreillette droite est dilatée en proportion du ventricule correspondant.

L'orifice auriculo-ventriculaire droit est énorme. . 5 p. 9 l. — 161 mill.

La valvule tricuspide, très-développée, est épaissie, comme fongueuse, et présente vers sa pointe une induration fibro-cartilagineuse ; elle ne peut pas fermer complétement l'orifice auquel elle est adaptée.

Hauteur de la valvule. . . . . 5 lig. — 11 mill.

Les valvules sigmoïdes de l'aorte ferment l'orifice aortique assez exactement pour qu'un liquide versé dans l'aorte ne pénètre pas dans le ventricule gauche. Elles présentent dans leur épaisseur, à leur base et au sommet, des plaques jaunâtres, fibro-cartilagineuses ; elles sont plus épaisses qu'à l'état normal.

Circonférence de l'orifice aortique. . . . . . 3 p. — 84 mill.

Des incrustations calcaires ou fibro-cartilagineuses occupent également l'origine de l'aorte, d'où elles s'étendent dans le reste de ce vaisseau ; sa surface est inégale, raboteuse, et l'épaisseur de ses parois est augmentée ; des froncements et des reliefs plus ou moins marquées se rencontrent en différents points de la surface interne de cette artère.

Le ventricule gauche, plus dilaté que le droit, pourrait contenir un œuf de cane.

Ses parois ont 8 lig. (7 mill.) d'épaisseur à la partie moyenne.

Les colonnes qui s'insèrent à la valvule bicuspide sont très-fortes, leurs tendons sont également hypertrophiés, et les deux lames de la valvule sont très-épaisses à la base (elles ont le double ou le triple de l'épaisseur normale).

L'oreillette communique assez librement avec le ventricule gauche.

Du côté de l'oreillette, chaque lame de la valvule présente des concrétions fibro-cartilagineuses qui font saillie sous la membrane interne. Vers l'insertion des tendons, cette membrane est rouge, comme fongueuse.

La membrane interne de l'oreillette gauche est légèrement ridée. Circonférence de l'orifice auriculo-ventriculaire gauche. . . . 4 p. 1 l. — 114 mill.

Les deux lames valvulaires ont paru pouvoir fermer l'orifice.

La substance du cœur est un peu plus foncée en couleur qu'à l'état normal. Sa consistance est médiocre.

3° *Organ. digest. et annex.* — Point de sérosité dans l'abdomen.

L'estomac et les intestins n'offrent rien de remarquable à l'extérieur.

Le foie est ratatiné, ridé ; son volume est un peu au-dessous de l'état normal. — Les granulations rouges sont effacées par les jaunes. — Il y a une grande quantité de sang dans la veine porte.

La vésicule contient une médiocre quantité de bile, un peu foncée en couleur. — La vessie est à l'état normal.

4° *Org. de l'innervat.* — Le cerveau, peu volumineux, est abreuvé d'une abondante sérosité : il semble y avoir macéré. Les mailles de la pie-mère sont infiltrées de ce liquide, qui baigne encore le fond des circonvolutions, quand on a enlevé les méninges. La substance cérébrale est un peu molle.

Les artères de la base du crâne sont ossifiées : (Bouillaud. Traité des maladies du cœur, obs. 110.)

Obs. IV. — Une femme de 39 ans, qui avait toujours joui d'une bonne santé, éprouvait depuis un an, à la suite de chagrins prolongés, des palpitations, de la dyspnée, accompagnées d'un commencement d'anasarque. Tout à coup il survient une hémiplégie du côté gauche, et la malade, en proie à une anxiété extrême avec mouvements forts et tumultueux du cœur, expire une heure après l'arrivée de M. Lesauvage.

Le cerveau, le cervelet et les méninges étaient gorgées de sang ; mais il n'existait pas d'hémorrhagie ; il existait seulement de la sérosité dans les ventricules.

Poumons sains :

Les deux oreillettes ont un volume énorme. La droite est épaisse et garnie de colonnes très-nombreuses. Orifice auriculo-ventriculaire droit tellement étendu qu'il semblait ne former qu'une seule et même cavité avec l'oreillette correspondante. Deux valvules seulement étaient distinctes : l'une située du côté droit, était appliquée contre la paroi correspondante du ventricule, et tellement intriquée avec les colonnes charnues de celui-ci qu'elle ne pouvait jouir d'aucune mobilité. L'autre valvule offrait à peu près la même disposition, si ce n'est qu'elle était libre à son sommet dans l'étendue de 3 ou 4 lignes et qu'elle permettait encore par ce moyen assez de mouvement pour démasquer en partie l'ouverture de l'artère pulmonaire. L'oreillette gauche était encore plus dilatée que la droite, mais ses parois n'étaient pas épaissies. Les veines pulmonaires et les veines caves étaient très-dilatées. L'orifice auriculo-ventriculaire gauche au contraire était très-rétréci et pouvait à peine admettre l'extrémité du petit doigt. Le bord des valvules mitrales était cartilagineux. Le ventricule aortique n'offrait rien de particulier. L'aorte était d'un petit calibre. (Bouillaud, *ibid*. Obs. 92, due à Lesauvage.)

Obs. V. — L..... (Antoinette), âgée de 64 ans, fut admise à l'hôpital le 14 avril 1822. Elle était affectée d'une violente pleuro-pneumonie aiguë à laquelle elle succomba le quatrième jour après son entrée. La réaction fébrile avait été très-considérable.

Autopsie cadavérique, 36 heures après la mort.

Outre les altérations propres à la double pleuro-pneumonie (le poumon gauche était plus enflammé que le droit), je constate ce qui suit :

Injection du péricarde, surtout à gauche, et dans sa cavité deux ou trois cuillerées d'un liquide sanguinolent.

Membrane interne du cœur, rouge, enflammée, la rougeur est plus foncée sur les valvules mitrales et tricuspides. Cette dernière est comme fongueuse, et *en partie fixée aux parois ventriculaires par des adhérences tendineuses*. L'origine de l'aorte ainsi que ses valvules étaient rouges et parsemées de petites ulcérations superficielles (on y voyait aussi quelques plaques terreuses et fibro-cartilagineuses.) — Bouillaud, *ibid*. Obs. 91.

Obs. VI. — Une jeune fille de 22 ans, nommée Sophie, était parvenue au 3e degré de la phthisie pulmonaire, lorsqu'elle entra à l'hôpital Cochin, le 30 juillet 1832. Elle avait des quintes de toux très-violentes et une fièvre très-vive avec un pouls tellement précipité qu'on pouvait à peine en compter les battements. Elle mourut dix-huit jours après son entrée.

— *Autopsie cadavérique* 27 heures après la mort. Les poumons étaient entièrement désorganisés et convertis en substance tuberculeuse. Le péricarde coutenait de la sérosité. Le cœur était assez ferme, un peu moins gros que le poing du sujet et assez pourvu de graisse ; le ventricule droit contenait un petit caillot blanchâtre, rempli d'une matière liquide comme purulente et blanche ; cette sorte de végétation adhérait aux tendons d'une colonne charnue qui était rompue et flottante au milieu de la cavité ventriculaire. (Bertin, *Traité des maladies du cœur.*)

OBS. VII. — Un cuisinier, âgé de 60 ans, était depuis très-longtemps sujeaux rhumes ; six semaines avant le 22 mars 1801, jour de son entrée dans la salle de clinique, il avait éprouvé subitement, après avoir porté un fardeau beaucoup trop pesant, un gêne extrême de la respiration, est une douleur vive dans le côté gauche de la poitrine. Lorsqu'il se présenta à l'hôpital, sa figure était pâle, blême, et portait l'expression d'une affection très-grave ; il n'avait point de mal à la tête ; la langue et la bouche étaient dans l'état naturel ; la respiration était gênée au plus haut point ; la toux vive et fréquente ; l'expectoration abondante et pituiteuse. La poitrine qui résonnait bien dans toutes les autres régions, ne rendait point de son dans la région du cœur, où l'on sentait des battements faibles et étendus. Le malade ne pouvait se tenir couché horizontalement et préférait rester à son séant ; le pouls était fréquent, mou, petit et irrégulier ; il présentait pourtant de temps en temps quelques légères irrégularités ; les palpitations étaient fréquentes ; des étouffements très-violents forçaient quelquefois le malade à passer des nuits sur une chaise ; son sommeil était troublé par des réveils en sursaut.

L'ensemble de ces divers symptômes était plus que suffisant pour me faire reconnaître un anévrysme du cœur ; le peu de force de ses battements, la mollesse, la faiblesse du pouls, etc., étaient des indices assez précis pour me mettre en état d'annoncer le genre de la dilatation.

Ce malade resta deux mois à l'hôpital ; pendant ce séjour, la maladie fit des progrès rapides ; les étouffements augmentèrent ; les extrémités devinrent infiltrées, le corps s'inclina du côté gauche ; sa figure se décomposa de plus en plus.

Des adoucissants, des boissons diurétiques, des antispasmodiques, ensuite des diurétiques plus puissants, employés constamment pendant ces deux mois, procurèrent peu de soulagements et n'empêchèrent pas la maladie de suivre son cours.

Le 19 mai, la respiration était extrêmement difficile, la figure bleuâtre, bouffie, les lèvres violettes ; il y avait assoupissement, délire ; on sentait à la région du cœur un simple bruissement qui ne ressemblait point aux battements de cet organe.

Le 22, le pouls était petit, fréquent, profond et irrégulier; la faiblesse était grande et l'oppression moins forte, les veines sous-cutanées étaient gonflées et gorgées de sang.

Depuis ce jour, les symptômes devinrent à chaque instant plus menaçants. Il expira enfin le 25, à dix heures du matin, après six mois de séjour dans l'hospice.

Au moment de l'ouverture du cadavre, les lèvres étaient injectées et bleuâtres, les extrémités infiltrées. La cavité droite de la poitrine renfermait une livre de sérosité; la gauche en contenait moitié moins; les poumons étaient sains, crépitants, excepté le lobe inférieur du gauche qui était flasque et dont les cellules étaient en parties privées d'air.

Le péricarde ne contenait que peu de liquide.

Le cœur était excessivement volumineux; son ampliation morbifique tenait à la dilatation extraordinaire du ventricule droit, dont les parois étaient très-amincies. *L'orifice auriculo-ventriculaire de ce côté avait beaucoup de largeur.* L'oreillette n'avait cependant pas acquis une capacité extraordinaire. Les cavités gauches ne présentaient rien de remarquable. L'orifice de l'aorte était inégalement dur, raboteux et rétréci. L'embouchure et le commencement d'une des artères coronaires étaient dans un état d'ossification très-avancé. (Corvisart, *Ess ai sur les maladies du cœur*, obs. 21.)

Obs. VIII. — Le 16 mai 1864, est entré à l'hôpital de la Charité, n° 22, dans la salle Sainte-Marthe (service de M. Beau), la femme B...., âgée de 59 ans, femme de ménage. Cette malade affirme que, jusqu'à l'année dernière, elle s'est toujours bien portée : elle paraît avoir, en effet, une constitution robuste; malgré son âge et les fatigues qu'elle a dû supporter, elle a conservé une apparence extérieure de force et de santé. Réglée à 11 ans, ménopause à 33 ans. Pendant cette période d'activité menstruelle, les règles ont été parfaitement régulières et n'ont jamais fait défaut. Cette ménopause prématurée est attribuée par la malade à ce que, pendant les inondations qui eurent lieu à Lyon il y a 25 ans, elle descendit, pour sauver quelques objets, dans une cave que l'eau avait envahie : elle fut ainsi plongée dans l'eau froide jusqu'à la ceinture, et comme elle avait ses règles à ce moment-là, celles-ci s'arrêtèrent. Cet accident ne se traduisit chez elle par aucun symptôme.

Elle insiste sur ce point qu'elle ne s'enrhume pas facilement l'hiver, et que, jusqu'à l'année dernière, elle n'avait jamais toussé ni éprouvé aucune gêne dans la respiration. En 1863, par une forte journée de chaleur (c'était au mois de juillet), la femme B.... but une assez grande quantité de bière très-fraîche. La quantité de boisson ingérée amena une indigestion qui fut caractérisée par des vomissements et une forte diarrhée. A la suite de cette indigestion de liquide presque glacé, elle fut prise d'un retroidissement subit, et, quelques jours après, elle eut une fluxion de poitrine du côté droit, avec frisson, point de côté et hémoptysie ; le sang, dit-elle, sortait par la bouche et aussi par le nez. Deux mois de séjour à l'hôpital furent nécessaires pour amener la résolution de cette pneumonie qui semble avoir été grave ; une fois sortie de l'hôpital, elle eut deux mois de convalescence, puis elle reprit son travail. Elle dit que depuis le mois de juillet de l'année dernière, elle ne s'est jamais complétement rétablie ; depuis cette époque, elle, qui ne toussait jamais, a souvent des quintes suivies d'expectoration ; les crachats sont tantôt facilement rejetés, tantôt, au contraire, ils ne sont expulsés qu'avec de grands efforts, ce qui fatigue beaucoup la malade. Elle entend dans sa poitrine comme un oiseau qui siffle, telle est son expression ; d'autres fois, elle entend des bruits plus graves. Dans ces moments-là, la toux est à peu près sèche, et l'absence d'expectoration augmente d'une manière très-pénible la gêne respiratoire.

Deux mois après la fluxion de poitrine qu'elle eut au mois de juillet 1863, et par conséquent vers le moment où commença la convalescence, la femme B.... s'aperçut qu'elle ne pouvait plus aussi facilement monter les escaliers ; quand elle est arrivée à son septième étage, elle est prise de palpitations violentes, son cou se gonfle, et en y portant la main, elle sent, à ce qu'elle prétend, de grosses veines qui battent très-fort.

L'hiver dernier, en 1864 par conséquent, elle eut un crachement de sang abondant qui parait, selon son dire, lui avoir apporté quelque soulagement ; pendant quinze jours, il y eut une grande amélioration, et les sifflements de la poitrine avaient presque disparu.

Mais les accidents ne tardèrent pas à se reproduire ; l'oppression et les palpitations devinrent plus fortes et la marche presque impossible. Cette aggravation de symptômes obligea la femme B... à entrer à l'hôpital.

16 mai. La malade présente les signes d'un état de cyanose déjà assez avancé ; la face a l'aspect asphyxique et les lèvres sont bleuâtres ; cette coloration existe depuis l'apparition des palpitations cardiaques. Sur la face on voit aussi des sugillations veineuses indiquant que la circulation générale est difficile et paresseuse. Un œdème assez marqué des paupières inférieures et de la face dorsale des deux pieds témoigne aussi de cette gêne circulatoire. L'infiltration des paupières a apparu au moment de la ménopause, mais elle s'est accrue dans ces derniers temps en raison des troubles qui sont survenus du côté du cœur.

L'auscultation permet de constater à droite et en arrière des râles sous-crépitants fins du haut en bas de la poitriné ; à gauche on entend aussi ces râles, mais en moins grande quantité et surtout vers la base ; à mesure que l'on ausculte une partie plus élevée de ce côté de la poitrine, la quantité des râles diminue.

En avant, râles sous-crépitants plus gros à droite du haut en bas ; à gauche, quelques râles sibilants ; la respiration s'entend à peu près bien de ce côté. On peut dire que les cinq sixièmes de ce poumon sont encore perméables à l'air.

Si l'on applique l'oreille sur la région cardiaque, on entend très-nettement un bruit de souffle au premier temps ayant son maximum vers la pointe ; les battements du cœur sont du reste assez réguliers ; il existe un pouls veineux de la jugulaire interne à droite.

La percussion thoracique ne donne pas de résultat bien concluant ; en arrière a résonnance de la poitrine est suspecte, mais il n'y a pas de point particulièrement mat. En avant, à gauche et en haut, exagération du son normal ; à droite, rien de spécial à noter.

La matité du foie est sensiblement augmentée ; celle du cœur a également subi une augmentation importante. Le diamètre oblique est de 12 centimètres environ.

Le pouls est ample et régulier, 92.

Le 17. Rien de nouveau, si ce n'est que le pouls de la jugulaire est évidemment dicrote ; la jugulaire externe est aussi dilatée. Ces phénomènes n'existent pas à gauche. — Potion de digitale.

La malade a été purgée aujourd'hui avec 20 grammes d'huile de ricin.

Le soir, l'oppression est un peu moindre, car l'expectoration qui est muco-purulente a été plus abondante aujourd'hui qu'hier. Dans la journée il y a eu cinq ou six crachats sanglants mêlés à une petite quantité de pus.

Les résultats fournis par l'auscultation ont un peu varié. En avant et à gauche, les râles ont disparu, et à droite ils ont diminué ; en arrière, pas de changement appréciable.

Le 19. La nuit a été mauvaise : délire continu ; la malade s'est levée deux fois, et la seconde fois, elle est tombée sans perte de connaissance toutefois. Pendant la nuit, au milieu du délire, grande loquacité. Ce matin il y a encore de l'agitation, et la malade parle toujours beaucoup ; l'intelligence, du reste, est intacte.

Les yeux sont très-brillants, peut-être plus durs à la pression et légèrement congestionnés ; il y a des hallucinations de l'organe de la vue ; la malade voit des êtres imaginaires, des nuages, des étincelles. C'est dans un de ces moments d'hallucination qu'elle s'est levée et est tombée par terre. La potion de digitale est continuée ; une portion de vin.

La journée n'a pas été mauvaise.

Le 20. Nuit meilleure ; très-léger subdélirium.

Ce soir, je trouve la femme B.... beaucoup plus oppressée, ce qui s'explique par la rareté relative de l'expectoration. On entend à distance des râles trachéo-laryngés, et de plus si on applique l'oreille, on constate le retour des râles sibilants à gauche, en haut et en avant. D'une façon générale, on peut dire que ce soir les râles sont plutôt sibilants que sous-crépitants; cette circonstance explique la difficulté de l'expectoration et l'augmentation de la dyspnée.

Le 21. Nuit sans délire, dyspnée très-grande. Ce soir, l'angoisse respiratoire est extrême, toujours en raison de la rareté des crachats. La gêne de la circulation intra-cardiaque est beaucoup plus marquée; douleur extrêmement vive au niveau du cœur, exaspérée par la toux; il semble qu'il y ait menace de suffocation; grande céphalalgie, expression anxieuse de la face. Le pouls est toujours ample et n'a pris beaucoup de vitesse : il est toujours à 92. — Potion ammoniacale pour faciliter l'expectoration, 10 grammes d'acétate d'ammoniaque dans un julep gommeux.

Le 22. Peu de sommeil cette nuit; les crachats sont un peu plus faciles depuis que la malade a pris la potion; mais la douleur cardiaque persiste plus vive que jamais.

Le pouls de la jugulaire externe est devenu très-évident à droite; celui de la jugulaire interne l'est moins.

Pouls à 72. Nouvelle potion ammoniacale.

Dans la journée, la malade s'est tellement affaiblie, qu'elle n'avait plus la force d'expectorer. Toutefois elle a pu expulser quelques crachats sanglants et un peu purulents. Oppression plus grande.

Le 23. Nuit sans sommeil. Dans la journée, hémoptysie très-abondante, que la glace et les sinapismes appliqués aux extrémités ont enrayé. Plus de râles en avant et à gauche; à droite en arrière, bulles de râles sous-crépitants de haut en bas; à gauche, râles sous-crépitants en bas, sibilants en haut.

Pouls affaibli et plus lent, 76. — Potion au perchlorure de fer.

Le 24. Ce soir, j'apprends que l'hémoptysie a été moins forte dans la journée; le sang est spumeux et beaucoup moins rouge que le sang fourni par les hémoptysies pulmonaires.

Les râles sont moins abondants ce soir, et l'oppression a un peu diminué.

Le 25. L'hémoptysie s'est encore renouvelée. Faiblesse extrême.

Le 26. Ralentissement extraordinaire du pouls radial, 44. Les deux pouls jugulaires sont moins accusés.

De temps en temps on constate des irrégularités et des intermittences dans les pulsations radiales qui sont sensiblement affaiblies.

A la visite de ce matin, le pouls radial, qui était à 44, a passé, quelques minutes plus tard, à 64, et une personne présente à la visite a compté à un autre moment 72. Dans un intervalle de dix minutes, il y a eu une variation de 28 pulsations.

Ce soir, encore hémoptysie extrêmement abondante, le pouls est à 84.

Le 27. Les deux pouls veineux n'existent plus, et on ne sent plus que les battements carotidiens qui sont encore assez vifs.

Pouls à 108; état adynamique très-marqué.

Ce soir les crachements de sang continuent; agitation extrême de la malade, prostration absolue des forces. Le pouls jugulaire n'a pas reparu; les extrémités sont froides.

Le 28. La malade a succombé cette nuit à une heure du matin.

Autopsie, trente-deux heures après la mort. — Je ne mentionnerai ici que les lésions de l'appareil cardio-pulmonaire.

Poumon gauche. Il existe quelques adhérences celluleuses, lâches et faciles à déchirer. L'aspect extérieur du poumon n'a rien de spécial : en arrière cependant, il existe une teinte violacée surtout vers les parties déclives. Le poumon crépite assez bien à peu près dans toute son étendue, excepté vers les bords qui sont emphysémateux. Cet état emphysémateux existe aussi à la partie antérieure du lobe inférieur; mais là il ne se traduit pas au dehors par la présence des bosselures. Les cellules distendues sont petites et s'affaissent quand on les pique.

Une incision pratiquée dans toute la hauteur du poumon permet de constater que de ce côté il n'existe qu'une simple congestion; la surface de section laisse échapper un liquide rougeâtre et spumeux; le parenchyme n'a pas la friabilité qui est au contraire propre à l'hépatisation.

Les tuyaux bronchiques dont la muqueuse est évidemment injectée laissent échapper des gouttelettes de pus; quant aux rameaux de l'artère pulmonaire, ils sont obstrués par des caillots noirs de consistance molle.

Poumon droit Les parties antérieure et latérale sont recouvertes dans toute leur hauteur par de fausses membranes qui sont résistantes et imprégnées de pus. L'épaisseur de ces pseudo-membranes est de 3 à 6 millimètres. La plèvre costale et la plèvre diaphragmatique sont fortement injectées.

Le lobe inférieur est seul crépitant et légèrement emphysémateux. Les deux lobes supérieurs ont une coloration grisâtre qui rappelle celle de l'hépatisation grise. A la coupe, le parenchyme est grenu et présente une coloration mixte rouge marbrée de gris; on voit nettement les couleurs qui correspondent aux deux espèces d'hépatisation. Le tissu est induré dans son ensemble et très-friable;

si on le presse entre les 'doigts, on fait suinter un liquide puriforme épais, et parfois sanguinolent.

Les bronches, depuis la bifurcation jusqu'aux dernières ramifications, sont d'un rouge vineux et épais. Les ganglions bronchiques sont noirâtres et plus ou moins ramollis.

Cœur. Sang noir et diffluent dans le cœur gauche; dans l'oreillette droite, au contraire, on trouve des caillots épais fibrineux et comme pelotonnés dans la cavité qui les contient.

Le poids du cœur est de 460 grammes.

MESURES DU CŒUR.

Longueur totale...........................	16 cent.
Largeur vers la partie moyenne..................	10 —

CŒUR DROIT.

Ventricule, hauteur...........................	9 cent.
— épaisseur des parois à la partie moyenne.	8 mill.
Oreillette hypertrophiée, hauteur.................	7 cent.
— diamètre transversal..................	6 —
Circonférence de l'orifice tricuspide..............	16 —

CŒUR GAUCHE.

Ventricule, hauteur...........................	10 cent.
— épaisseur des parois à la partie moyenne.	1 —
Oreillette, hauteur...........................	6 —
— diamètre transversal..................	5 —
Circonférence de l'orifice mitral.................	13 —
Paroi interventriculaire........................	1 —

ORIFICES ARTÉRIELS.

1° Pulmonaire au niveau des valvules.............	8 cent.
2° Aortique.................................	7 —

Valvules sigmoïdes saines et suffisantes.

Le foie est d'une consistance ferme; il est pâle et évidemment d'un volume plus grand qu'à l'état normal. (Gouraud. Thèse 1865, obs. 5.)

Obs. IX. Un homme de 48 ans, assez fortement constitué, d'une bonne santé habituelle, n'ayant jamais eu ni des palpitations, ni l'haleine courte, entra, le 17 juillet 1840, dans le service de l'Hôtel-Dieu (annexe), dont j'étais alors chargé, pour y être traité d'une pneumonie assez grave datant de quatre jours et qui occupait la moitié inférieure du poumon droit. Le cœur ausculté par moi les deux premiers jours seulement ne me présenta rien de morbide ; la pneumonie qui avait résisté à deux saignées copieuses, céda à l'emploi du tartre stibié, administré pendant quarante-huit heures seulement. La convalescence était complète le neuvième jour, à compter des premiers accidents ; cependant, quelques jours après, le malade, s'étant levé, éprouva de l'oppression, de l'essoufflement pour monter quelques marches, et ses jambes s'œdématièrent. L'ayant alors examiné avec soin, j'ai trouvé le pouls régulier, battant 76 fois par minute ; il était petit et assez dépressible ; il n'existait aucune impulsion morbide à la région précordiale, mais les battements étaient entendus sur une plus grande surface ; ils étaient sourds, et sur le bord gauche du sternum, à la hauteur du mamelon, on distinguait un bruit de souffle au premier temps. La percussion faisait reconnaître que la matité précordiale s'étendait transversalement sur une étendue de 12 centimètres, et qu'elle avait 1 décimètre verticalement. Il n'existait aucune voussure ; quoique sourds, les battements du cœur étaient superficiels et n'étaient séparés de l'oreille par aucun corps intermédiaire ; il y avait une oppression assez grande. Les jours suivants, les accidents s'accrurent, de la sérosité s'épancha en petite quantité dans le ventre, et le pouls offrait de temps en temps quelques irrégularités. Ces symptômes persistèrent dans toute leur intensité.

Sous l'influence de la digitale donnée en poudre, de quelques diurétiques et des laxatifs, les accidents cédèrent peu à peu ; à la fin de juillet, le souffle ainsi que l'œdème avaient cessé, l'oppression était beaucoup moindre, la matité du cœur avait diminué de 3 centimètres transversalement et de plus de 1 centimètre verticalement. Enfin le malade sortit un mois après, n'éprouvant plus qu'un peu d'essoufflement lorsqu'il montait un escalier rapide. Cependant ces accidents eux-mêmes n'ont pas tardé à disparaître presque complètement, car ayant revu ce malade deux mois après, à l'occasion d'un accident qui le ramenait dans nos salles, il me dit qu'il était à peine oppressé et qu'il pouvait travailler à son état de couvreur. Les battements du cœur étaient toujours un peu sourds, mais ils ne présentaient aucun bruit morbide. La matité de la région précordiale avait à peine 9 centimètres transversalement et 6 verticalement. (Grisolle, *Traité de la pneumonie*, p. 461.)

Obs. X. — L... (Édouard), 42 ans, entré le 18 novembre, mort le 1ᵉʳ décembre 1861. Le malade attribue le développement de sa difformité à une chute qu'il fit d'un lieu élevé et dans laquelle il était resté suspendu par le bras droit : ce n'est que dans le courant de sa deuxième année, que sa taille commença à dévier. Vers 15 ans, la gibbosité était considérable ; à 20 ans, il commença à éprouver des palpitations, qui depuis se sont renouvelées à plusieurs reprises, et dont la digitale triomphait facilement. À l'âge de 38 ans, il fut atteint d'un rhumatisme articulaire aigu qui le tint au lit environ un mois, et dont il se rétablit bien.

Vers le commencement de septembre de cette année, il fut, dès les premiers froids, atteint d'une dyspnée plus forte qu'à l'ordinaire, et les palpitations se montrèrent de nouveau avec intensité : ces troubles pulmonaires et cardiaques l'obligèrent à entrer à l'hôpital le 18 novembre.

Aspect des individus atteints d'affection du cœur ; visage tuméfié et bleuâtre, œdème sur le tronc et les extrémités ; la périphérie cutanée est partout violacée et garde l'empreinte du doigt. Dyspnée continuelle. Pouls petit, serré, très-faible, à 100. La respiration s'exécute trente-deux fois par minute. Le cœur, volumineux à la percussion, donne sous la main une impulsion modérée, sous l'oreille un bruit de souffle au premier temps et à la pointe.

Dans la partie postérieure du poumon on entend çà et là, à droite et à gauche, une crépitation fine et sèche. Dyspnée toujours extrême.

27 novembre. Le tracé sphygmographique, pris sur la radiale du côté droit, représente une série d'ondulations correspondant aux mouvements respiratoires; la pulsation artérielle s'accuse à peine sur une disposition légèrement ondulée du tracé.

L'auscultation du cœur donne des résultats moins nets ; le bruit de souffle s'entend moins bien : l'œdème périphérique s'accroît.

29. Dyspnée brusquement augmentée, ainsi que la congestion pulmonaire : les poumons sont le siége d'une grande quantité de râles sous-crépitants; le pouls est imperceptible ; les battements du cœur sont irréguliers et sourds.

Deux jours après, mort subite au milieu des accidents asphyxiques : l'œdème s'était rapidement accru dans les derniers jours.

Autopsie le 3 décembre. — La colonne vertébrale est tendue sur elle-même, courbée en cou de cygne.

Des deux poumons, le gauche est très-petit, refoulé en arrière : son lobe supérieur est atrophié ; l'inférieur, plus étendu et plus déformé, s'enfonce sous la forme d'une languette amincie dans la concavité de la courbure vertébrale. Le poumon droit, aplati transversalement, s'insinue en arrière dans la gouttière costo-vertébrale ; il est plus volumineux que le gauche, bien qu'évidemment atrophié : à la surface des deux poumons, emphysème vésiculaire ; à la coupe on le trouve fortement hyperémié, presque partout crépitant; les rameaux de l'artère pulmonaire sectionnés laissent échapper du sang en abondance.

Dans le péricarde, un peu de sérosité citrine. Le volume du cœur est augmenté ; l'organe mesure 12 centimètres en longueur et en largeur : sa forme est altérée par la prédominance de l'oreillette et du ventricule droits. Ces cavités sont agrandies, distendues par des caillots noirs, friables ; leur paroi est épaissie ; c'est surtout dans l'oreillette que le fait est le plus remarquable : les faisceaux musculaires y sont très-développés.

L'artère pulmonaire est mince ; sa branche droite, celle qui se rend au poumon le plus volumineux, est notablement plus large que la branche gauche. Les valvules sigmoïdes sont saines.

L'orifice auriculo-ventriculaire droit mesure 12 centimètres dans sa circonférence : la valvule tricuspide, bien que parfaitement saine, est évidemment insuffisante à obstruer cet orifice élargi.

Le cœur gauche paraît sain ; la paroi ventriculaire est peut-être un peu plus épaisse.

Le poids du cœur, ouvert et vidé des caillots qu'il contenait, s'élève à 360 gr.

Enfin le foie présente un exemple très-net de l'altération qu'on a décrite sous le nom de cirrhose des maladies du cœur. (Thèse de M. le Dr Sottas, 1865.)

Obs. XI. — Le 9 janvier 1864, une femme de 29 ans, mariée, mais n'ayant jamais eu d'enfants, est entrée dans la salle Saint-Antoine. Il y a un an que sa santé, jusque-là bonne, a commencé à s'altérer ; elle tousse depuis cette époque et s'est couchée définitivement depuis un mois.

Elle est assise sur son lit, en proie à une dyspnée douloureuse ; sa peau, décolorée, a une teinte cyanotique aux extrémités ; sa face est bouffie, et l'œdème est surtout accentué aux membres inférieurs. Les poumons ont perdu leur sonorité en arrière et en bas, le murmure respiratoire est affaibli à ce niveau ; on entend partout des râles vibrants et bullaires, la toux fréquente s'accompagne d'une expectoration mousseuse. Le pouls, régulier, mais petit, bat 100 fois par minute. Pas de bruit anormal à la région du cœur. Le foie est gros et douloureux. Les urines ne sont pas albumineuses.

Le 16. La percussion révèle une dilatation notable des cavités droites du cœur. Les jugulaires externes font une saillie permanente sur le cou.

Du 22 au 28. Les crachats sont sanguinolents.

Le 25. Les battements à la région cardiaque sont réguliers et l'on n'y constate aucun bruit anormal.

9 février. Les râles trachéaux s'entendent à distance. Les jugulaires très-distendues ne s'effacent pas au moment de l'inspiration.

La matité cardiaque s'étend à 4 centimètres au delà du bord droit du sternum. L'anasarque a fait des progrès considérables.

Le 11. On voit dans les deux jugulaires, mais surtout dans celle du côté droit, une pulsation coïncidant avec la systole ventriculaire. A la partie interne du quatrième espace intercostal on entend un souffle très-net, masquant le pre-premier bruit normal, et à ce niveau il existe un frémissement cataire des plus manifestes; dans les autres points de la région précordiale, les deux bruits normaux sont perceptibles.

Le 12 et le 14. Le bruit anormal persiste, ainsi que le pouls veineux.

Le 17. Jour de la mort qui est survenue sans agonie, le souffle cardiaque présente les caractères déjà signalés et paraît avoir perdu fort peu de son intensité. Il est impossible de percevoir les pulsations de la radiale.

Autopsie. — La lésion capitale des poumons, beaucoup plus marquée à droite qu'à gauche, est une hypergénèse du tissu conjonctif qui enserre les bronches et les vaisseaux. Il en résulte une compression manifeste, surtout pour les artères pulmonaires, dont quelques-unes sont remplies par des caillots fibrineux. Les deux feuillets de la plèvre ont contracté des adhérences générales à droite, et beaucoup moins étendues à gauche.

Au moment où l'on enlève la partie antérieure de la cage thoracique, on remarque une augmentation considérable du volume du cœur. L'oreillette droite remplie de sang, a une coloration noirâtre, et s'avance jusqu'aux articulations chondro-costales droites. Lorsqu'on incise les veines caves, il s'échappe une grande quantité de sang noir et glutineux.

Les sillons vasculaires de la face postérieure du cœur sont remplis par une quantité de graisse plus abondante que de coutume. Le ventricule droit prime manifestement le gauche par sa masse musculaire, par l'ampleur de sa cavité et par l'épaisseur de ses parois, comme le prouvent les chiffres suivants :

Ventricule droit.

1° Épaisseur prise au niveau de l'orifice pulmonaire. . . 8 millim.
2° Épaisseur prise au niveau de l'orifice auriculo-ventriculaire. . . . . 11 —

Ventricule gauche.

1° Épaisseur prise au niveau de l'orifice aortique. . . . 5 mill.
2° Épaisseur prise au niveau de l'orifice mitral. . . . 10 mill.

Mais ce qu'il y a de plus remarquable à signaler, c'est la différence de coloration et de consistance des muscles cavitaires droits et gauches. Les premiers sont rosés, fermes et résistants ; ceux du cœur gauche, au contraire, sont flasques, faciles à déchirer et d'un ton gris terne. Les deux piliers valvulaires, et surtout le droit, beaucoup moins volumineux qu'ils ne le sont habituellement, semblent avoir subi une véritable atrophie.

Ce qui vient d'être dit des ventricules s'applique de point en point aux oreillettes. La droite est dilatée, et ses parois plus épaisses présentent des colonnes charnues très-développées, surtout dans l'auricule. La gauche a une coloration opaline ; sa cavité est petite et c'est à peine si l'on peut distinguer quelques rudiments de muscles papillaires au niveau de son appendice.

Les orifices ont les dimensions suivantes :

Auriculo-ventriculaire gauche.	102 mill.
Auriculo-ventriculaire droit.	104 —
Aortique.	72 —
Pulmonaire.	82 —
De la veine cardiaque.	44 —

Les valvules du cœur droit ne présentent aucune altération. A l'orifice aortique, les sigmoïdes ont de petites taches jaunes à leur bord libre et quelques plaques indurées au niveau de leur ligne d'insertion. La valvule mitrale, dans sa moitié postérieure, est amincie ; elle reçoit ses cordes tendineuses non des piliers, mais de la paroi ventriculaire correspondante.

Dans le cœur gauche, les faisceaux primitifs du système musculaire ne présentent aucun vestige de striation transversale ; on ne voit plus dans la gaine commune que des granulations et des globules graisseux, dont un grand nombre flottent dans le liquide de la préparation.

Dans le cœur droit, un grand nombre de faisceaux primitifs ont conservé leurs stries transversales ; les granulations y sont cependant abondantes, tandis qu'on n'y voit qu'un petit nombre de globules graisseux.

Le sarcolemme est en général épaissi, et l'on aperçoit çà et là quelques cellules fusiformes, avec un noyau très-apparent et des faisceaux assez volumineux de tissu conjonctif. Le tissu musculaire de la cloison, au point de vue des altérations qui viennent d'être signalées, tient le milieu entre celui des deux ventricules.

Le foie est volumineux et ses cellules contiennent une cavité considérable de graisse.

La rate est augmentée de volume et légèrement indurée.

Les reins ne paraissent pas altérées. (Parrot, *loc. cit.*, obs. 1.)

QUESTIONS

LES DIVERSES BRANCHES DES SCIENCES MÉDICALES

Physique. — Électricité atmosphérique; lésions produites par la foudre; paratonnerre.

Chimie. — Des oxydes d'étain, de bismuth et d'antimoine; leur préparation; caractères distinctifs de leurs dissolutions.

Pharmacologie. — De la glycérine considérée comme dissolvant; caractères de sa pureté; des glycérolés; comment les prépare-t-on?

Histoire naturelle. — Des hirudinées; leurs caractères généraux, leur classification; des sangsues; décrire les diverses espèces de l'hirudiculture.

Anatomie et histologie normales. — Des articulations du pied.

Physiologie. — De la déglutition.

Pathologie interne. — Des accidents qui se rattachent à la dentition.

Pathologie externe. — Du glaucome aigu.

Pathologie générale. — De l'intermittence dans les maladies.

Anatomie et histologie pathologiques. De l'hypertrophie du cœur.

Accouchements. — De la rupture prématurée des membranes.

Thérapeutique. — Des indications de la médication vomitive.

Médecine opératoire. — De la valeur des amputations de Chopart, de Syme et de Perigoff, sous-astragalienne et sus-malléolaire, sous le rapport de l'utilité consécutive du membre.

Médecine légale. — Est-il indispensable pour affirmer qu'il y a eu empoisonnement, que la substance toxique ait été isolée ?

Hygiène. — Des bains.

Vu, bon à imprimer.
TARDIEU, Président.

Permis d'imprimer.
Le Vice-Recteur de l'Académie de Paris,
A. MOURIER.